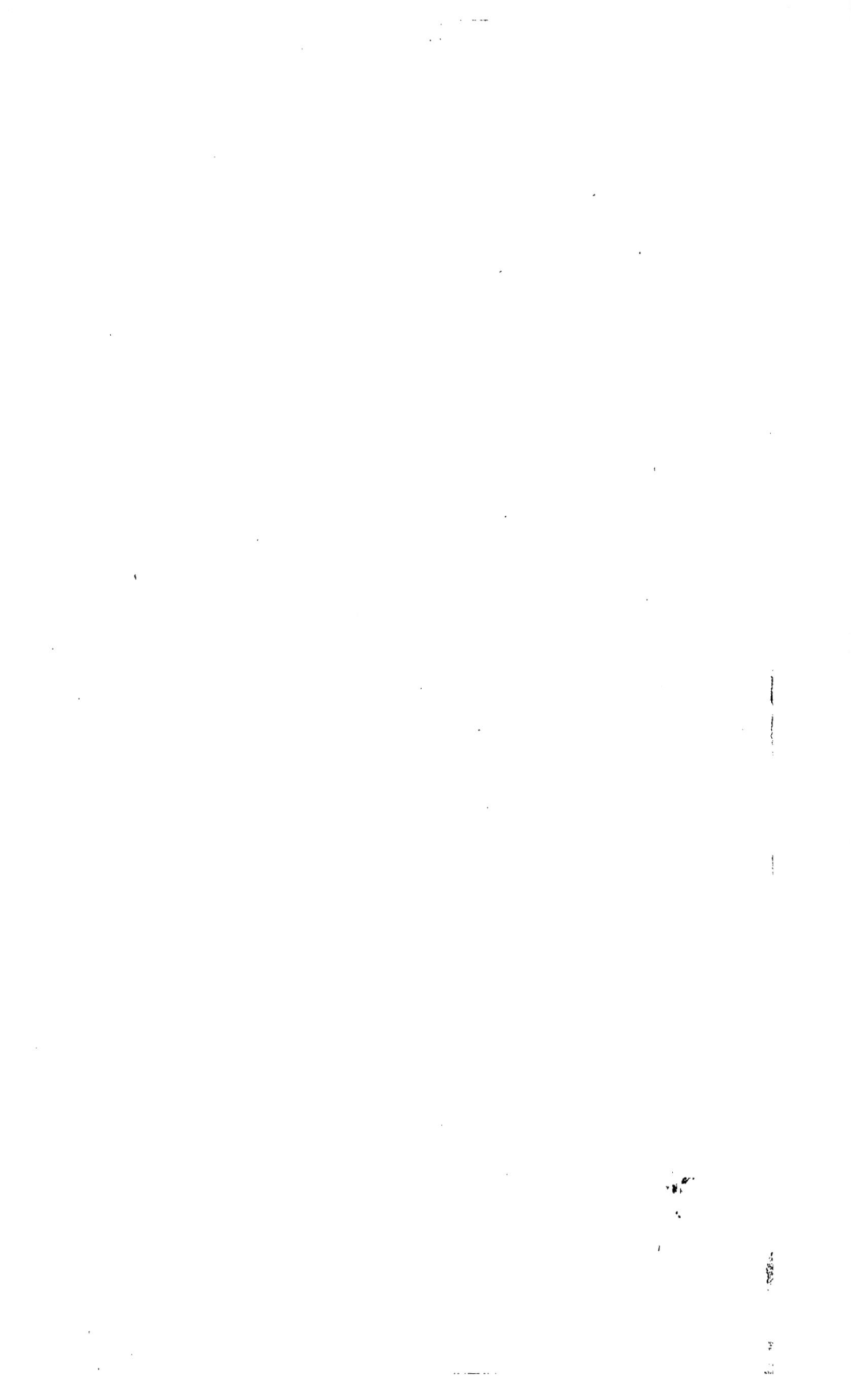

# L'ART

## DE

# PRENDRE LES EAUX

### PAR

### LE DOCTEUR CHAMPOUILLON

COMMANDEUR DE LA LÉGION D'HONNEUR

OFFICIER DE L'ORDRE IMPÉRIAL DU MEDJIDIÉ TURC

OFFICIER DE L'ORDRE ROYAL DES SAINTS MAURICE ET LAZARE

MEMBRE HONORAIRE DE LA SOCIÉTÉ MÉDICALE DES HOPITAUX DE PARIS, ETC.

## PARIS

### IMPRIMERIE BOULLAY

9, COUR DES MIRACLES, 9

## 1888

# L'ART

## DE

# PRENDRE LES EAUX

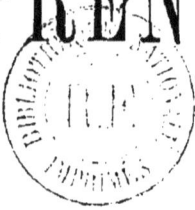

### PAR

## LE DOCTEUR CHAMPOUILLON

COMMANDEUR DE LA LÉGION D'HONNEUR

OFFICIER DE L'ORDRE IMPÉRIAL DU MEDJIDIÉ TURC

OFFICIER DE L'ORDRE ROYAL DES SAINTS MAURICE ET LAZARE

MEMBRE HONORAIRE DE LA SOCIÉTÉ MÉDICALE DES HOPITAUX DE PARIS, ETC.

———

PARIS

IMPRIMERIE BOULLAY

9, COUR DES MIRACLES, 9

—

1888

# L'ART DE PRENDRE LES EAUX

Les Eaux minérales ne sont point des eaux miraculeuses : elles appartiennent, comme remèdes, au domaine des médicaments pharmaceutiques, avec cette différence qu'il faut aller en user sur les lieux mêmes de leur production. Donc, autant d'Eaux minérales, autant de médicaments particuliers.

De toutes les situations que comporte la pratique de l'art de guérir, il n'en est pas qui exige plus d'expérience, de discernement, et de conscience ; il n'en est pas qui mette en face du médecin, de sujets plus difficiles et d'un ordre plus élevé que le maniement des Eaux minérales. (Durand-Fardel).

Le traitement hydro-minéral est complexe, multiple dans ses éléments d'action thérapeutique. Il faut tenir compte, non seulement de la nature et des propriétés des Eaux, mais encore de certaines influences collatérales, telles que le climat, les localités, les conditions météorologiques de la station où le traitement sera suivi, les déplacements, les changements d'habitudes et de régime, les distractions auxquels le malade sera soumis.

Le résultat final d'une cure dépend naturellement du choix judicieux et du mode d'emploi que l'on fait de ces divers agents thérapeuthiques. Quand tous ces points de vue sont négligés ou méconnus, quand un traitement s'organise et se poursuit en dehors de leur participation, les suites de ce traitement peuvent être nulles ou fâcheuses.

Le maniement des Eaux minérales exige donc de la méthode, une précision rigoureuse : elles ne doivent pas être administrées, ainsi que cela arrive trop souvent, comme les aspersions d'eau bénite, au hasard du goupillon.

De tout temps les Eaux minérales ont joui d'une grande vogue, comme ressources thérapeutiques contre les maladies chroniques ou les imperfections de la constitution humaine ; mais malgré leur efficacité habituelle, il ne faut pas leur demander plus qu'elles ne peuvent donner.

Il est bien entendu que leur emploi restera impuissant contre les affections morbides de nature incurable.

Quand une maladie quelconque résiste à l'action de tous les agents de la médication habituelle qui lui sont applicables, l'idée vient naturellement, soit au malade soit au médecin de recourir à l'usage des Eaux minérales, de préférence aux sortilèges. Le point essentiel alors est de faire un choix judicieux des sources et des qualités de la station : c'est là la condition primordiale et absolue du succès que l'on espère obtenir.

Mais ce choix est souvent fort embarrassant pour le médecin traitant, tiraillé par des sollicitations qui n'ont rien de commun avec la science.

En général, les Eaux minérales produisent une excitation plus ou moins forte qui a pour effet de réveiller ou d'augmenter la vitalité des tissus, de faire passer les organes de l'inertie à l'activité et de leur donner ainsi la force de se dégager d'une maladie devenue indolente par sa chronicité : c'est là ce que l'on appelle, en clinique, la méthode des substitutions. La stimulation peut-être assez vive et assez profonde pour que, au bout de quelques jours de traitement, les malades éprouvent de la fièvre, de l'insomnie, de l'inappétence, de la tristesse, du découragement, une lassitude physique et morale ; quelquefois même les douleurs actuelles s'exaspèrent, les anciennes se réveillent, et les malades effrayés de cette apparente aggravation se disposent à renoncer à la cure et à s'enfuir. Il faut savoir les rassurer et les retenir, et quand cette espèce d'épreuve est conduite avec tact et prudence, on voit disparaître assez promptement ce réveil d'acuité pour ainsi dire voulue et qui emporte avec elle la maladie ancienne.

Cette impulsion imprimée à une affection chronique peut devenir désastreuse ou salutaire, suivant qu'elle est bien ou mal gouvernée par le médecin qui dirige la cure. Il est à remarquer toutefois que plus la maladie est ancienne, moins on a à redouter cette stimulation. .

C'est un fait incontestable que les personnes en bonne santé supportent moins facilement l'usage des Eaux minérales que les individus malades et que la tolérance pour ces eaux diminue à mesure que le sujet approche de sa guérison. Souvent même ceux qui vont prendre les eaux par *reconnaissance*, ne peuvent supporter le même traitement hydro-minéral qui leur avait été si propice, l'année précédente.

Il était d'usage autrefois de soumettre les malades destinés aux Eaux, à un traitement préparatoire consistant en saignées, en purgations, etc. C'était peut-être excessif, mais on a tort de renoncer absolument à cette préparation. En effet, quand une personne doit prendre les Eaux soit en bains, soit en boisson, il peut exister chez elle, au moment d'entreprendre la cure, de l'embarras gastrique bilieux, de la constipation, de l'inappétence ; les purgations alors deviennent nécessaires pour faciliter l'absorption de l'eau.

Si le traitement consiste en douches et en bains très chauds et que le malade soit pléthorique, avec pouls plein et fort, il faut amoindrir le sujet par la saignée ou un régime débilitant, si non on a à craindre les congestions, la fièvre thermale, etc.

Le dosage de l'eau minérale en boisson est absolument arbitraire; il varie suivant la forme et la capacité du verre : il serait donc nécessaire d'établir un étalon, comme pour les médicaments pharmaceutiques. Certains malades supposant que plus ils boivent plus ils ont chance de guérir et de guérir vite, absorbent, chaque jour, d'énormes quantités d'eau; ils arrivent ainsi prématurément à la saturation minérale, laquelle entraîne forcément une interruption dans la cure et en compromet souvent les résultats. J'ai vu, à Contrexéville, un négociant de Paris absorber dans la matinée 21 à 22 verres d'eau minérale; il est mort, au bout de six jours, victime de cette absurde intempérance.

D'autres font abus des bains; ils en prennent jusqu'à deux par jour, dans l'intention d'abréger la durée du traitement, et ils n'arrivent ainsi qu'à s'affaiblir ou à se surexciter sans profit. Cette manie de dépasser les doses semble avoir été de tout temps la manie des baigneurs, car Pline s'en plaignait déjà. Et comme dit Boileau, les eaux bues en grande quantité font tout sortir du corps, sauf la maladie pour laquelle elles sont prises.

Au début de la cure, les baigneurs se montrent généralement dociles et empressés. Il n'est pas nécessaire de les réveiller, à heure fixe, ils se jettent hors du lit, s'habillent à la hâte et courent aux sources où ils vident verre sur verre. Huit jours ne sont pas écoulés que cette ardeur se refroidit. A l'exactitude succèdent les retards; les zélés d'hier se présentent irrégulièrement à la buvette et au lieu d'y absorber les doses prescrites, s'y livrent aux causeries, aux controverses politiques; on discute le médecin et ses prescriptions; le scepticisme succède à la foi, on met en doute les vertus de la source ; celle-ci endosse les accidents survenus pendant la cure; on cite des gens qui se sont mal trouvés du traitement, d'autres même qui en sont morts, et tout cela parce que l'on n'est point guéri au bout d'une semaine de lampées régulières et d'immersions consciencieuses.

Il y a deux sortes de buveuses d'eau : celles qui boivent par genre et qui portent partout avec elles le goût et l'habitude des minauderies, celles qui boivent sérieusement. Les premières vont aux Eaux là où il est de bon ton d'aller. Leur cure consiste à faire quatre toilettes par jour, à fréquenter le Casino, à organiser des excursions à travers des montagnes de fantaisie. Comme elles sont un peu anémiques, qu'elles ont un estomac trop délicat pour supporter une grande quantité d'eau minérale, elles boivent très peu, quand elles boivent. Le verre d'eau, toujours mignon d'ailleurs, est pour elles l'occasion de montrer une jolie main et des lèvres charmantes. Elles affectent l'attitude et les gestes de physionomie qui indiquent qu'elles viennent d'accomplir une corvée désagréable. Elles séjournent peu de temps près de la buvette, mais elles y demeurent assez pour être vues et pour être admirées, ce qui leur importe plus encore que les résultats mêmes de la cure.

La vraie buveuse va aux Eaux pour venir à bout d'une maladie qui ne guérit que par l'expatriation. On la voit absorber son verre d'eau avec une avidité qui n'a de pareille que l'avidité du coureur qui a soif. Ce n'est plus une femme ; pendant un mois aux Eaux, elle est une sorte de patiente, préoccupée de se refaire une forme ou une santé. Pour l'instant, elle ne se gêne pas. C'est une actrice sans fard et sans corset.

La buveuse gloutonne arrive rarement au terme de ses 21 jours, sans mécomptes ou sans accidents.

Il n'est pas rare qu'un baigneur indocile ou inintelligent se dérobant aux conseils qu'il a reçus du médecin croit ne mieux faire que de se traiter à sa façon. On lui ordonne un ou deux verres d'eau minérale par jour, il en absorbe cinq ou six et souvent cette intempérance aggrave très sérieusement son état. Le médecin qui ne soupçonne pas la cause de ces fâcheuses aventures, les attribue à une action intempestive des eaux dont l'emploi rationnel aurait pu aboutir à un succès.

La période pendant laquelle on va prendre les eaux a reçu le nom de *Saison;* sa durée est de 21 jours. Cependant il est impossible d'établir, à cet égard, rien de fixe. Ce chiffre de 21 jours qui, pour les gens du monde a quelque chose de sacramentel, est tout à fait arbitraire et sujet à varier suivant une foule de circonstances.

En principe, le traitement hydro-minéral doit se prolonger aussi longtemps que la guérison ou une amélioration notable se fait attendre, quand l'une et l'autre sont possibles. Mais parmi les eaux dont on fait usage, il en est qui au bout d'un certain temps produisent, en raison de leur richesse et de leur activité, des phénomènes de saturation chimique pouvant bouleverser toute l'économie et provoquer de graves accidents. C'est ainsi que l'eau d'Evian, par exemple, peut être prise en boisson, en proportions beaucoup plus considérables que l'eau de Challes.

Pour les eaux indifférentes la consommation n'a pour ainsi dire pas de limites. Et, en effet, est-ce que les eaux minérales dites de *table*, ne se boivent pas pendant des mois, pendant des années même, à titre de breuvage médicamenteux, sans qu'il en coûte rien à l'organisme?

Quoi qu'il en soit, la plupart des malades partisans forcenés de la limite des 21 jours, sollicités d'ailleurs par le besoin de rentrer dans leur famille, se refusent obstinément à toute prolongation du traitement dont ils escomptent les effets ultérieurs. Combien sont, chaque année, victimes de ces préjugés!

Que de fois n'ai-je pas vu des femmes atteintes d'affections chroniques de l'utérus, s'esquiver avant leur guérison, uniquement parce qu'elles étaient arrivées à la limite du vingt et unième jour de leur traitement! Pour cette catégorie de malades ces fuites devant le succès, sont d'autant plus fâcheuses, que les fréquentations conjugales qui vont être reprises, ruinent promptement les améliorations obtenues.

Il est d'usage, en France, de ne fréquenter les stations thermales que pendant l'été. En principe, l'époque de l'année la plus favorable à l'entreprise d'une cure hydrominérale doit être subordonnée à la nature de l'affection morbide qu'il s'agit de traiter et à la situation géographique de la station, c'est-à-dire, au climat local.

Il est certain que la goutte, le rumathisme, les affections herpétiques sont traités plus avantageusement en été que pendant toute autre saison, parce que les eaux auxquelles on a recours ont besoin pour seconder leur action, d'une température atmosphérique ambiante assez élevée; on n'a pas à craindre alors que la révulsion et l'action dépurative qui s'opèrent par la peau, soient troublées ou suspendues par le froid. Il est, en outre, un certain nombre d'états morbides tels que l'anémie, le rachitisme, la scrofule, etc., qui ne peuvent être traités fructueusement, aux eaux, qu'avec la possibilité, pour le malade de vivre aux grand air, sous les rayons du soleil, le plus puissant des modificateurs de l'organisme, c'est-à-dire, pendant l'été dans le Nord, et pendant l'hiver, dans les stations méridionales.

Autrefois nos militaires atteints d'une affection pulmonaire chronique étaient mis en traitement dans les hôpitaux où la plupart de ces malades finissaient par succomber après plusieurs mois de la vie recluse. Aujourd'hui les valétudinaires de la poitrine sont évacués des garnisons du Nord sur l'hôpital d'Amélie-les-Bains, pour être soumis pendant l'hiver, à un traitement auquel participent tout à la fois les Eaux sulfureuses, un ciel chaud et l'ensemble des influences du climat bienfaisant de cette localité. C'est, qu'en effet, s'il y a une saison dans laquelle il soit plus utile de lutter contre les affections bronchiques de toute espèce, c'est surtout en hiver, parce que c'est dans cette saison qu'elles sévissent le plus cruellement, que les rechutes sont plus fréquentes et plus graves.

Il importe donc de guérir ces malades en hiver, non seulement pour ne pas perdre un temps précieux, mais pour empêcher la chronicité du mal. De cette façon d'ailleurs, les malades ont ensuite tout l'été pour consolider leur rétablissement. Si, au contraire, conformément à l'usage habituel, ils ne peuvent guère entrer en convalescence que vers l'automne, il retombent nécessairement en hiver, au pouvoir des causes qui ont provoqué le développement de la maladie et préparent sa rechute.

Mais s'agit-il d'une personne nerveuse, irritable, prédisposée aux congestions actives, aux hemorrhagies, l'action excitante des eaux prises pendant les jours caniculaires peut produire de graves accidents, tels que des troubles fébriles, des sueurs excessives, des crachements de sang, des pertes utérines, etc.

Pour ce qui est du diabète, des maladies chroniques de la matrice ou de ses annexes, des engorgements articulaires consécutifs à une entorse, des plaies chroniques, etc., il n'y a pas de raison, dans ces cas, pour que certaines sources thermales ne puissent être fréquentées à l'époque où les autres sont délaissées.

Les Anglais qui s'entendent mieux que nous aux choses du bien-être et du bon sens, vont habituellement aux eaux en hiver ; ils réservent l'été pour les excursions et les voyages d'agréments, c'est un exemple à suivre.

La possibilité d'user des Eaux thermales, en hiver aussi bien qu'en été, doit fournir des ressources précieuses pour le traitement des maladies chroniques. On conçoit, en effet, combien il est avantageux de n'être pas obligé d'attendre la saison officielle pour guérir (Dr Patissier).

On vit généralement sur cette idée que les maladies chroniques n'exigent pas, d'urgence, un traitement hydrominéral. C'est là une erreur complète. Si cet étrange aphorisme était mis en pratique, il aurait fatalement pour conséquence l'acheminement progressif des lésions morbides vers leur incurabilité absolue, car les maladies chroniques n'ont point de période de torpeur, comme certains animaux hivernants.

Il ne suffit pas qu'un remède soit judicieusement choisi, il faut encore comme condition de son activité et des succès qu'on en attend, que ce remède demeure invariable dans sa composition et dans ses propriétés curatives. Ce qui contribue quelquefois à détourner les malades de la fréquentation des sources pendant l'hiver, ce n'est pas seulement les inclémences de la saison, mais encore le soupçon d'inefficacité des Eaux minérales auxquelles se mêleraient les eaux de pluie ou de la fonte des neiges, par voie de filtrations souterraines. L'observation et l'analyse démontrent que ces mélanges sont excessivement rares et purement accidentels.

Quoi qu'il en soit, il y a aujourd'hui une certaine tendance à prolonger plutôt qu'à raccourcir, ce que l'on nomme la *Saison,* à l'étendre du mois d'avril à la fin d'octobre, de manière à ce qu'elle soit ouverte aux malades qui ne sont pas disponibles au cœur de l'été. On ne saurait trop applaudir à cette innovation ni trop l'encourager.

L'usage des Eaux minérales est entré dans le domaine de la thérapeutique usuelle ; elles se prescrivent comme les agents les plus variés de la matière médicale, avec cette particularité qu'elles sont toujours opposées à des maladies chroniques accidentelles ou à des maladies constitutionnelles innées ou héréditaires. Leur action est complexe en ce sens qu'elle est composée de modificateurs thérapeutiques et hygiéniques inhérents à la composition des Eaux et à la nature des milieux ambiants qu'il importe de bien connaître. Or, comme il n'y a pas d'enseignement officiel consacré à l'étude de l'hydrologie médicale, il y a nécessairement de fréquentes erreurs dans le choix des stations.

Les connaissances exactes sur les propriétés curatives des Eaux minérales restent donc en dehors des travaux habituels relatifs à l'étude des médicaments pharmaceutiques que nous avons sous les yeux et sous la main et dont nous pouvons, à toute heure, observer l'action et suivre les effets.

L'emploi des Eaux minérales exige, comme tout médicament, un véritable formulaire déduit d'expérimentations cliniques. Mais ces expérimentations ne peuvent être consciencieusement pratiquées, comme le fait remarquer M. Constantin James, que près des sources mêmes, c'est-à-dire là où on surprend l'eau minérale dans la plénitude de ses attributs et de l'intégrité de son énergie. Malheureusement, peu de médecins sont en position de se créer assez de loisirs pour se livrer à de pareilles recherches, lesquelles nécessitent des absences longues et répétées, incompatibles avec les exigences professionnelles de chaque jour. Aussi, le choix des sources se fait-il d'habitude sans compétence ou sans discernement. Et pourtant, ce choix est le point capital de la médication hydro-minérale, on peut dire la condition rationnelle du succès, car il y aurait imprudence à employer contre une maladie, un remède que l'on ne connaît pas. Il importe donc que les médecins s'appliquent plus qu'ils ne le font d'habitude, à l'étude des espèces thermales comme ils s'appliquent à l'étude des espéces pharmaceutiques.

Mais c'est là, incontestablement, l'une des entreprises les plus difficiles et les plus délicates que je connaisse. En effet, d'après quels documents exacts et précis, d'après quelles données scientifiques est-il possible au médecin de bonne volonté de se renseigner?

Presque toujours le médecin consulté sur le choix d'une source se laisse volontiers guider par les prospectus, les brochures qui affluent dans son cabinet, dès les premiers jours du printemps. On dirait le bourdonnement qui annonce le réveil des mouches qui étaient restées engourdies pendant l'hiver. Il y a dans ces réclames des flambées de promesses destinées à éblouir et à tromper les gens crédules. Suivant les mercenaires de cette littérature, il n'existe pas une station thermale qui ne soit une succursale du paradis terrestre, pas une seule qui ne guérisse toutes les maladies. S'agit-il, par exemple, d'une station située dans une contrée sèche, stérile, poudreuse, elle devient sous la plume du brochurier, une véritable vallée de Tempé ; c'est avec la même facilité que l'on nous vante le cours limpide et ombragé d'une rivière qui n'est qu'un mince ruisseau toujours altéré et ne recevant un peu d'eau que les jours de pluie. S'agit-il de l'anémie, le catalogue quasi-officiel des Eaux minérales mentionne jusqu'à soixante-quatorze stations également favorables à la guérison de cette maladie.

Toutes ces audaces d'une réclame sans mesure sont aussi imprudentes que méprisables. Il ne faut rien moins que quelque mésaventure d'éclat pour désillusionner le public et lui montrer que les étiquettes auxquelles il se laisse prendre étaient collées sur des bocaux vides.

En dehors des publications industrielles contre lesquelles il faut se tenir en garde, il y a des informations d'origine scientifique, dégagées de tout intérêt commercial et des préoccupations de la vogue. Il va de soi que le médecin s'y réfère quand il a à faire choix d'une station pour l'un de ses malades.

Quiconque entreprend d'écrire un livre sur l'emploi des eaux minérales, entreprend une tâche difficile, délicate qui ne peut être menée à la légère : il faut à ce livre la précision du Codex, c'est-à-dire beaucoup d'impartialité dans les indications. Nous possédons, en France, seulement 114 sources en exploitation ; il est absolument impossible au même auteur d'étudier chacune d'elles. La vie d'un homme n'y suffirait pas. Le but et les intérêts des spéculateurs est d'accréditer cette idée, que toutes les eaux minérales sont des agents similaires rapprochés par de récentes analyses.

Le bruit court qu'une source sulfureuse, celle de Saint-Honoré, par exemple, contient de l'arsenic, circonstance qui doit augmenter sa vogue ; aussitôt toutes les sulfureuses vont revendiquer pour elles la même faveur. On enseigne que Royat et Contrexéville doivent leur renommée contre la goutte, à la présence de la lithine dans leurs eaux ; voici qu'aujourd'hui on découvre de la lithine dans toutes les Eaux minérales de France, même dans celles qui n'en contiennent pas du tout. On sait que les eaux de Luxeuil renferment, non seulement du fer, mais surtout du manganèse, le plus précieux agent d'oxydation des globules sanguins, ce qui fait de cette station une espèce unique en Europe. Avant dix ans, quarante sources au moins, se vanteront d'avoir, elles aussi, des eaux manganésiennes au service des anémiques.

Amorces et mensonges ; voilà l'épigraphe que l'on pourrait inscrire en tête de la plupart des prospectus de l'industrie de l'hydrologie minérale.

Les médecins désireux de vulgariser les propriétés curatives des eaux minérales ne peuvent le faire autrement qu'en consultant les rapports d'inspecteurs et les monographies. Or, les rapports officiels des médecins inspecteurs sont absolument incomplets et sans valeur ; j'en dirai plus loin les raisons  Quant aux monographies, elles sont bien souvent dépourvues des qualités qui portent à la confiance et la justifient. C'est que les médecins hydrologues, comme la plupart des médecins spécialistes, en arrivent inconsciemment à vouloir soumettre à l'épreuve d'un seul et même agent curatif toutes les espèces pathologiques. Ainsi dès que l'un d'eux s'afferme à une source, il ne voit plus qu'elle comme remède à toutes les maladies ; il se complaît à en énumérer les vertus, de même qu'une mère de famille met tous ses soins à vanter les qualités de sa fille qu'elle vise à marier, ou M. Géraudel à recommander ses pastilles. Selon ces monographies, le traitement est toujours heureux ; il n'y est jamais fait mention d'un insuccès. C'est trop. Il y a d'ailleurs quelque naïveté à revendiquer toujours pour soi, des guérisons qui ne doivent rien à personne, parce qu'elles sont le résultat d'un simple changement de climat ou d'habitudes. Donc, nos traités d'hydrologie médicale, même les plus estimables au point de vue de la probité scientifique, peuvent nous attirer sur de fausses pistes et nous préparer un mécompte. A mon avis, l'on ne réussira jamais à composer un guide digne de confiance, autrement que par le système d'un syndicat composé de tous les médecins qui exercent dans une même station.

Ce que je reproche à tous les écrits traitant de l'emploi des eaux minérales, c'est le vague des indications. Il y a, en effet, dans une même classe de ces eaux des variétés d'une identité qui n'est souvent qu'apparente. Quoique semblables dans leur composition, les eaux sulfureuses, par exemple, ont quelquefois des actions thérapeutiques secondaires ou latérales comme les autres médicaments. Dans ce cas, leur spécialité curative tient aux influences climatériques, locales, hygiéniques, etc. Il en est des sources comme des physionomies; deux personnes qui se ressemblent n'ont pas le même caractère. Deux sources pareilles par les éléments minéralisateurs et dans les mêmes proportions, ou à peu près, ne sont pas toujours identiques au point de vue de leur action thérapeutique.

Il y a bien la Société d'hydrologie, comme source d'informations sérieuses: ses membres se recrutent parmi les médecins des Eaux, c'est-à-dire, parmi les praticiens compétents dont les travaux ont une valeur très réelle. Le rôle de cette Société est de fixer les conditions exactes de l'emploi des Eaux minérales comme l'Académie française règle le sens des mots de la langue nationale. Quel qu'en soit le mérite, les études de la Société d'hydrologie ne sont, jusqu'à présent, que d'incomplètes ébauches, en ce sens qu'elles ne sont relatives qu'à un nombre restreint de stations thermales et que les conclusions à en déduire n'ont pas toujours le caractère de netteté et de précision désirables.

Il arrive assez fréquemment que le malade fait lui même le choix de la station à laquelle il devra se rendre. Ce choix est presque toujours dicté par la fantaisie, des convenances personnelles ou le prestige de la vogue. Il est certain que la satisfaction de voir et de connaître tout ce que peut montrer un long voyage, à travers des régions inconnues peut avoir une certaine influence sur l'issue du traitement thermal. Le mouvement, la variété des objets et des impressions, la substitution de sensations et d'idées nouvelles à des idées ou des sensations déprimantes par leur monotonie ou destructives par leur nature ou par leur direction; l'occupation en dehors de toutes les facultés affectives ou intellectuelles au lieu de leur concentration maladive, tel est l'effet habituel de cette manière mobile d'exister. Tout cela peut être agréable et salutaire à celui qui va aux Eaux, autant et plus, comme touriste que comme malade, mais la vue d'un paysage nouveau n'a jamais guéri la pellagre ou un rhumatisme ; il y faut l'action prépondérante d'une source judicieusement choisie.

Différentes considérations dominent souvent la préférence que le malade ou les médecins accordent à telle ou telle station. La vogue, la routine, la mode qui, sans motifs sérieux, peuplent ou abandonnent telle ou telle station, des notoriétés fallacieuses, tiennent aussi dans la pratique hydro-minérale, une place qui ne devrait appartenir qu'à des indications raisonnées et non à des attractions capricieuses. C'est ainsi que, par tradition, on va à Contrexéville pour la goutte, or la curabilité absolue de la goutte par les Eaux minérales seules est une illusion. Il s'attache souvent, en effet, à une station thermale une notoriété dont rien ne saurait légitimer le caractère exclusif ; cette notoriété a souvent son origine dans des circonstances qui n'ont rien de scientifique.

En général, ce qui constitue aux yeux des gens du monde le principal mérite d'une station, c'est qu'elle est loin du pays que l'on habite, et souvent aussi parce qu'elle se trouve en pays étranger. Mme de Sévigné parlant de deux personnes de sa connaissance, se rendant aux Eaux, dit : « L'une va à Luchon parce qu'elle est de Paris ; l'autre va à Forges, parce qu'elle est des Pyrénées ; tant il est vrai que jusqu'à ces pauvres fontaines, nul n'est prophète en son pays. »

Montaigne avait déjà fait la même remarque en ces termes : « La difficulté donne prix aux choses ; on fait, à Liège, grande fête des bains de Lucques, et en Toscane de ceux de Spa. »

Il y a dans ces préférences autre chose encore qu'un caprice, il y a la mode ou la notoriété. Walter-Scott dit, au sujet d'une source d'Ecosse : « On regardait ces eaux comme n'étant bonnes à rien, si ce n'est seulement de

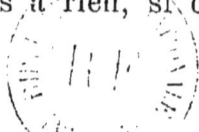

temps en temps, à quelque enfant de pauvre qui avait gagné les écrouelles et qui n'avait pas le moyen d'acheter pour un penny de sel. Mais lady Pénéloppe tomba malade, et comme c'était une maladie que personne n'avait jamais eue, il fallait bien qu'elle fût guérie par un remède qui n'avait jamais guéri personne, ce qui était fort raisonnable. »

« Le peuple français est aheurté à toute nouveauté ; la vertu de quelques eaux n'a jamais été sitôt publiée avoir eu action pour la guérison d'une maladie, que non seulement celuy qui se sent atteint de pareille ne s'y jette à corps perdu ; mais tout autre malade aussi touché d'indisposition de nature et condition toutes contraires, s'y porte de même pied. A-t-il veu un hydropède guéry par l'usage de l'Eau de Pougues, il s'y rend tout asthmatique, phthysique, etc. » Ainsi s'exprime un auteur ancien. Qu'aurait-il dit des temps présents où chaque source a son historien, c'est-à-dire son apologiste, dont la plume se meut presque toujours en vue d'autres intérêts que ceux de la science ou des malades ?

Il ne devrait plus être permis aujourd'hui de conseiller au hasard ou par complaisance, le choix d'une source ; malheureusement, le médecin chancelant par manque d'expérience ou de conviction, abandonne le malade à ses fantaisies et l'expose ainsi à des déplacements inutiles, onéreux et compromettants, à des déviations d'itinéraire qu'il ne nous est pas toujours possible de rectifier, par suite de l'insubordination et de la résistance des malades, surtout quand ces malades sont des femmes.

N'allez jamais dans une ville d'Eaux sans savoir où vous allez. Méfiez-vous du *pisteur*. Le pisteur est la sentinelle avancée des stations thermales ; c'est lui qui est chargé de recruter le client, la bête à tondre. A l'une des dernières étapes un monsieur d'apparence très bien et qui semble être du terroir, monte dans le train. Il entame bientôt la conversation, s'informe adroitement de la station à laquelle se rendent les baigneurs. A l'entendre, les Eaux de X... sont d'une merveilleuse efficacité ; tous les malades qui y arrivent dans un état désespéré, en reviennent admirablement guéris. Il en connaît mille exemples. Les voyageurs naïfs écoutent, bouche béante, cet astucieux boniment et se laissent ainsi détourner de la destination qui leur a été prescrite, au risque de faire fausse route.

Au débarquement, c'est pis encore. La gare est encombrée par la foule des mercanti qui dépècent en quelque sorte le baigneur, lui offrant hôtel et médecin, comme le port de Naples est encombré par les *fachini*, ou bien les rues, les jours de baptêmes, par les enfants auxquels on jette des dragées.

L'aliment représente l'agent le plus puissant à l'aide duquel il est possible de modifier l'homme physique et l'homme moral, à l'état de santé et à l'état de maladie. En effet, suivant que le régime alimentaire est bien ou mal dirigé, il conserve la santé ou la compromet ; il prévient ou prépare un grand nombre d'affections morbides ; il favorise ou contrarie la convalescence ; il aide ou entrave l'action thérapeutique des Eaux minérales.

Toutes les personnes qui entreprennent une cure hydro-minérale ne sont point atteintes de la même maladie ; elles ne sont ni de même âge, ni de même tempérament, ni de même origine. Il y a donc nécessité presque absolue de composer pour chacune d'elles un menu spécial. Il est reconnu pour ainsi dire, d'instinct, qu'une nourriture douce, peu épicée est de rigueur pour la plupart des maladies suraiguës des bronches ou de l'estomac, pour les sujets sanguins, goutteux ou rhumatisants, dans les cas de maladies du foie, de la dysentérie des pays chauds à récidives faciles, d'affections catarrhales, d'irritabilité nerveuse, d'hémorrhagies actives, d'imminence de congestions inflammatoires, etc.

Un régime tonique, excitant dans une certaine mesure, convient particulièrement dans les cas de débilité générale accidentelle ou congéniale, de chlorose, d'anémie, de lymphatisme exagéré, de quelques variétés de dyspepsie gastrique ou intestinale, de convalescence consécutive à une maladie grave. Si un régime quelque peu relevé peut être profitable à certains groupes de malades qui n'ont rien à redouter de la nature et de l'abondance des condiments, même les plus énergiques, c'est au contraire une habitude condamnable et malheureusement trop générale que d'y associer les enfants, sous prétexte de les fortifier. On ne fait de la sorte que ruiner prématurément chez eux, l'appareil digestif, solliciter une puberté précoce souvent dangereuse et retarder la croissance. C'est avec de tels préjugés et un semblable régime que l'on arrive à multiplier les non-valeurs du jeune âge. Il est bien reconnu, en effet, que l'on ne réussit point à faire mûrir le raisin en le chauffant sur le gril. De même, en économie agricole, on fait périr les jeunes arbres en leur prodiguant la fumure pour les forcer à une fructification hâtive.

J'ai remarqué dans plusieurs stations thermales allemandes, que les médecins règlent et surveillent très attentivement le menu des tables d'hôte et n'en laissent pas, comme chez nous, le choix si important aux caprices d'un cuisinier. C'est que parmi les convives, il en est qui tolèrent ou ne tolèrent pas le jambon, les anchois, les radis, comme hors d'œuvre de chaque jour : il en est d'autres qui se fatiguent de l'éternel poulet rôti qui figure perpétuellement sur la table, à l'un des repas.

Si les baigneurs sont atteints, les uns de dyspepsie, les autres d'une irritation chronique des entrailles, il est évident qu'il leur faut des aliments aussi particuliers que les verres de lunettes nécessaires aux diverses altérations de la vue. Comme il y a des Eaux minérales consacrées exclusivement au traitement de certaines maladies, il devrait y avoir de même des tables spéciales au service de quelques groupes de malades similaires, car il est bien démontré que le régime alimentaire doit intervenir quelquefois, comme auxiliaire, dans la médication hydrologique.

Le baigneur, par ses habitudes de gourmandise, de gloutonnerie, d'intempérance, d'indocilité, se rend bien souvent lui-même l'auteur des infortunes qui lui adviennent ou bien de l'insuccès du traitement auquel il est soumis.

Parmi les baigneurs, il en est qui tiennent à manger pour leur argent. Ceux-là ont habituellement un long entretien avec chaque plat. Quelques-uns séduits par la variété des mets, veulent goûter de tout. Les uns et les autres consomment bien au delà de leurs besoins. On a calculé qu'un homme enclin à la bonne chère, ayant le gosier fortement en pente, prend environ huit fois plus de nourriture qu'il ne lui en faut pour maintenir l'équilibre physiologique entre les divers actes de la nutrition. Ce genre d'intempérance ne peut avoir, dans certains états morbides, que des conséquences fâcheuses, au point de vue de la cure.

On sait quelle est la puissance spoliatrice des Eaux minérales de Contrexéville. En provoquant d'abondantes déperditions par les reins et par la surface intestinale, on favorise ainsi la résorption des engorgements articulaires chroniques chez les goutteux et les rhumatisants. Mais le malade amoindri par des évacuations excessives, se trouve nécessairement pris d'une faim à laquelle il n'a pas toujours le courage de résister ; aussi tout le temps qu'il ne met point à déjeuner, il l'emploie à dîner. Le baigneur qui se maintient, chaque jour, par le système de compensation, au même niveau entre les entrées et les sorties perd absolument son temps à Contrexéville.

J'ai vu, en 1846, un baigneur pourvu d'une obésité telle

que lorsqu'il prenait un bain dans le port du Havre, la mer montait à New-York. Il était venu faire une cure à Niéderbronn, avec l'espoir d'y perdre son superflu ; mais incapable de dominer un appétit habituellement violent et devenu plus vif encore sous l'influence purgative de l'Eau minérale au point d'exiger quatre monstrueux repas par jour, ce personnage quitta la station avec sa goutte et plus opulent que jamais.

Etant donné que les conditions du régime alimentaire doivent être subordonnées à certaines nécessités individuelles, on comprend à quel point l'uniformité des tables d'hôte est fâcheuse en ce qu'elle met fréquemment obstacle à l'action curative des Eaux minérales, si même elle n'amène une aggravation dans l'état de certains malades. Je crois que l'on n'est pas assez attentif à ces causes d'insuccès. Si les résultats d'une cure entreprise en Allemagne ou en Suisse sont comparativement plus satisfaisants que chez nous, cela tient en partie, à ce que les médecins suisses ou allemands mettent un soin extrême à composer, pour chaque baigneur, le régime alimentaire qui lui convient et qu'il est tenu de suivre ponctuellement.

La table est le seul endroit où l'on ne s'ennuie pas, a dit Brillat-Savarin. C'est possible, mais cela dépend de la cuisine et du caractère des convives.

Dans l'ancien temps, quand la clientèle des stations thermales était surtout régionale, il y avait un abandon facile entre des compatriotes assis à la même table. Chacun se mettait en frais d'amabilité, cherchant à se surpasser mutuellement. Au dessert, les plus froids dégelaient, les plus taciturnes se mettaient à bavarder, les visages mélancoliques s'épanouissaient : le désordre des conversations, les discussions originales, les confidences, les épanchements intimes, les éclats de rire, les interpellations bruyantes, les gestes abondants, tout démontrait un surcroît d'activité vitale, de poussées impétueuses de sang vers le cerveau ; il n'y avait à table que des amis et non point des voisins gênants. Ces relations franches et cordiales qui se nouaient pendant ces repas intimes sont bien rares aujourd'hui dans certains hôtels.

Depuis l'extension donnée aux chemins de fer, la quantité des touristes et des baigneurs a singulièrement augmenté, mais il est douteux que le niveau moyen de leurs qualités se soit accru. Les stations thermales, les bains de mer sont envahis par des foules qui n'appartiennent à aucune catégorie définie. Il en résulte souvent pour les malades, des voisinages, des contacts d'un charme contestable. Aussi les personnes un peu ombrageuses se tiennent-elles complètement à l'écart ou sur une extrême réserve.

Les centres de villégiature étaient autrefois une réunion neutre où la bonne compagnie de toutes les contrées nouait de rapides et affectueux rapports. Cette époque n'est plus qu'un souvenir, depuis que l'Europe est sortie du régime de la paix. Ce qui met mal à l'aise un grand nombre de baigneurs, c'est la difficulté qui s'oppose maintenant aux relations faciles et cordiales entre les étrangers logés dans le même hôtel. On dirait qu'aucun des convives n'est en veine de gaieté. On est frappé de la perpétuelle contrainte qui règne parmi les personnes qu'un contact journalier devrait disposer à l'abandon et à la familiarité. Français et Allemands s'évitent, de même des Russes et des Autrichiens ; le Danois fuit la société du Prussien ; l'Espagnol montre peu d'empressement à rechercher l'Italien ; l'Anglais et l'Américain se tiennent en un mépris réciproque. Ces répulsions sont plus ou moins masquées par l'éducation, mais elles n'en sont pas moins réelles ; elles naissent des commotions politiques et des haines internationales que chacun éprouve à divers degrés.

Brillat-Savarin se trompe donc quand il prétend que la table est le seul endroit où l'on ne s'ennuie pas.

L'ennui est une réelle maladie pour l'homme et en même temps un obstacle à la guérison des maladies nerveuses et des maladies du foie dont il complique la marche et la nature. Le souci des affaires, les déceptions, les douleurs morales, en abaissant la vitalité organique favorisent ainsi la chronicité rebelle de certaines affections morbides. Il faut donc aux malades déprimés ou découragés qui se rendent aux Eaux, la certitude et le charme des distractions.

Dans le choix d'une station hydro-minérale, il faut tenir grandement compte, non seulement des chances d'amusements, mais aussi des qualités climatériques de la localité. On sait, en effet, que l'état du ciel exerce une puissante influence sur l'humeur des baigneurs dont la vie se passe habituellement au dehors de l'hôtel ; ils sont joyeux ou maussades suivant le temps qu'il fait. Pour les anémiques et les hypochondriaques, par exemple, il faut les gais rayons du soleil, et par conséquent la possibilité de sortir pour se livrer à la promenade et aux excursions de voisinages, pour visiter des sites curieux et attrayants, des grottes, des ruines, des cascades, des vallées ou des forêts pleines d'ombrages. Ces sorties sont généralement salutaires ; mais pour que le baigneur en tire profit au point de vue de sa santé et de sa guérison, il ne faut pas que des pluies continuelles le retiennent captif à l'hôtel. Parce que alors pour se soustraire aux fâcheuses libéralités de saint Médard, l'étranger est obligé de demeurer confiné dans sa chambre, plongé dans une sorte de découragement ou bien qu'il se réfugie au Casino, avec l'espoir d'y trouver quelques amusements.

Il n'y a point de bain de mer, point de station thermale sans un casino. Qu'est-ce qu'un casino ? J'en emprunte la définition à un écrivain qui me semble traiter la question

avec toute l'amertume d'un mauvais souvenir. Pour lui,
« le casino est un endroit où l'on donne des soirées, des
bals, des concerts, des spectacles, des jeux où l'on triche
et où l'on vole, en un mot, c'est un tripot pire que les
tripots de Paris, en ce que n'étant soumis à aucune surveillance, les filous trouvent toute facilité pour s'y glisser.
Afin de masquer cette exploitation du jeu, les propriétaires
de casino ont soin d'établir dans leur immeuble tous les
genres de plaisirs ou au moins de divertissements pos-
sibles.Ils organisent des représentations dramatiques pour
lesquelles ils annoncent le concours d'artistes en renom
et qui ne sont finalement que des cabotins de passage; ils
donnent des bals où ils attirent toute une population de
vierges folles, de sémillantes pécheresses, de phalènes en
jupons courts, de fausses baronnes, de comtesses de carton,
de marquises de prétentaines, en un mot, toute une légion
d'aventurières dont on retrouve les mains partout où il
y a de l'or à palper; des princesses affaiblies par de
grands chagrins, des coureuses de stations balnéaires, de
grandes filles à chignon tordu, qui vont de Trouville à
Monaco, à Biarritz, de Biarritz à Paris, portant avec elles
une vague odeur de salle d'attente. Dans chaque casino,
le jeu se montre organisé sous mille formes; les petits
chevaux, les chemins de fer, les mascottes, ce qu'on
appelle des jeux de famille pour les femmes ou les
joueurs timides qui trouvent là encore le moyen de perdre,
chacun, quelques centaines de francs par soirée.

« Les grosses parties se jouent habituellement au
baccara, au lansquenet, et ces parties se prolongent souvent fort avant dans la nuit et quelquefois jusqu'au lever
du soleil, cela au détriment de la santé.

« Tous les casinos n'ont pas l'ajustement ni l'élégance
des cercles de bonne compagnie. Il en est qui consistent
dans des salles ignobles, enfumées de tabac, puantes de
fritures; c'est là que viennent se grouper tous les grecs

des bas tripots parisiens, habiles en l'art de faire sauter la coupe et de retourner le roi à volonté; c'est là que se donne rendez-vous la pègre internationale que l'été attire vers les stations thermales. » *(Le Gaulois.)*

Je ne retiens des orgies du jeu que leur influence calamiteuse sur l'issue de la cure hydro-minérale, particulièrement en ce qui concerne la dyspepsie gastrique ou intestinale, l'anémie, les affections chroniques de la vessie, du foie ou des bronches et les maladies nerveuses en général. On conçoit, en effet, que la rareté du sommeil, les agitations fébriles de l'insomnie, l'excitation causée par la perte ou le gain des parties, l'air maléficié des locaux infects, qui seraient suffisants pour ébranler la constitution d'un colosse, soient pernicieux pour les valétudinaires. C'est en vain que le médecin s'épuise en efforts de chaque jour, pour amener ses malades à renoncer, au moins momentanément, à la déplorable passion du jeu; il n'y réussit que bien rarement. Autant vaudrait-il entreprendre de convertir un ivrogne au régime de la sobriété.

Une autre cause encore d'agitation malfaisante, ce sont les discussions politiques engagées soit au Casino, soit à la table d'hôte. Et, en effet, toute discussion violente est l'ennemie du traitement. On raconte qu'Émile de Girardin dut prolonger de plusieurs semaines son séjour à Royat où il se trouvait en traitement pour une maladie du foie, laquelle s'était ranimée à la suite d'une violente colère provoquée par le vote du scrutin de liste.

C'est que aux eaux, l'homme ne doit être qu'un filtre.

Il est généralement admis que la musique adoucit les caractères ainsi que les souffrances morales; qu'elle fait tomber certains éréthysmes morbides; mais cela s'entend de la bonne musique et non des cacophonies qui peuvent aller jusqu'à produire de véritables convulsions. J'ai connu des stations où le répertoire et les exécutants soumettaient le tympan à de telles épreuves que l'on pouvait craindre, à chaque instant, pour sa solidité. Outre ces bourreaux des oreilles gagés par le fermier du Casino, il existe, dans chaque ville d'Eaux, des bandes de virtuoses enclins à mépriser les accords et la mesure, qui s'attachent au malheureux baigneur, le prennent au saut du lit, l'accompagnent aux sources, le ramènent à l'hôtel, l'escortent dans ses promenades, le poursuivent jusqu'à la table d'hôte, et le soir venu, à l'heure du repas, font rage sous ses fenêtres. Est-il rien au monde de plus odieux que cette ténacité implacable du fifre et du trombone ?

C'est en Italie surtout, au dire de Topfer, que l'étranger est exposé à souffrir de ce genre de persécutions, pendant toute la durée de sa cure. Il n'est pas un café, un restaurant, un hôtel où quelque violoneux efflanqué et malpropre ne pénètre de gré ou de force pour exécuter avec rage, sur son instrument, toutes les folies musicales imaginables, tandis qu'une fillette hâlée, les cheveux sans discipline, l'accompagne en badinant avec les cordes d'une harpe ou d'une guitare. Vous iriez, vous étranger, vous pendre, vous noyer dans la mer ou dans un naviglio quelconque, qu'une mandoline, trois guimbardes, un accordéon poussif, seraient là pour vous accompagner d'un fragment d'*ariette* ou d'un bout de cavatine.

En général, la musique que l'on entend dans les villes d'Eaux n'est pas toujours faite pour charmer les baigneurs. Du moment qu'elle n'y est point un élément de distraction, il serait bon d'interdire, par égard pour les malades, l'industrie des ménétriers comme celle des filous.

Le personnel des stations thermales comprend : 1° le commissaire de surveillance ; 2° le médecin inspecteur ; 3° les médecins consultants ; 4° les *soigneurs* et les *soigneuses*.

L'Etat impose aux fermiers des Etablissements thermaux qui lui appartiennent, un fonctionnaire qualifié *Commissaire de surveillance*. Que surveille-t-il ce fonctionnaire? La stricte exécution des contrats passés avec les compagnies fermières et l'État dont il est le délégué. Il demeure absolument étranger aux agissements de l'exploitation, de sorte que dans les établissements thermaux particuliers qui ne sont point par conséquent assujettis à ce contrôle, les choses ne vont ni mieux ni plus mal qu'ailleurs.

L'inspection des Eaux minérales a pour objet tout ce qui, dans chaque établissement, importe à la santé publique. Les inspecteurs font dans ce but, aux propriétaires, régisseurs, ou fermiers, les propositions qu'ils jugent nécessaires. Ils portent, s'il y a lieu, leurs plaintes à l'autorité et sont tenus de lui signaler les abus. Ils adressent au ministre du commerce, les rapports, mémoires et documents propres à l'éclairer sur la nature, la composition et l'efficacité des eaux ainsi que sur le mode de leur application.

Comment ce règlement est-il exécuté? Comment les inspecteurs, en général, remplissent-ils les obligations qui leur sont imposées? Ils ne les remplissent que bien incomplètement et, franchement, l'on ne voit pas trop ce que l'Académie de médecine récompense, en honorant d'une médaille les rapports d'inspection.

Ces rapports ne peuvent être que des œuvres incomplètes, stériles parce qu'ils ne mentionnent autre chose que les résultats immédiats de la cure. Or, les résultats consécutifs, plus ou moins éloignés, ont seuls une signification et une valeur péremptoires, seuls il doivent être pris en considération quand il s'agit de fixer d'une manière précise les diverses applications et le degré d'efficacité d'une eau minérale. Et en effet, rien de plus commun que de voir certaines améliorations obtenues sur place, s'évanouir après que le malade a quitté la source, ou des résultats réputés nuls qui se changent plus tard en guérisons durables. Il en est de même pour les aggravations survenues dans la maladie, au début ou pendant la durée de la cure et qui ne sont bien souvent que le prélude d'un succès complet qui se réalisera plus tard, puisque les eaux ont des effets posthumes.

Il n'est donc pas possible d'affirmer sur place qu'un baigneur est définitivement guéri. Et comment, en effet, s'assurer de cette guérison, quand les malades et l'inspecteur se quittent, après la cure pour ne plus se revoir?

Comme éléments de statistique, les rapports d'inspections sont bien inférieurs à ceux que nous offrent les comptes rendus de la médication hydro-minérale appliquée aux malades de l'armée. Là, point de fantaisies dans le choix des sources, point d'escapades de la part des baigneurs; tout est réglé disciplinairement. Les malades sont traités, sous les yeux du médecin, dans les hôpitaux militaires d'Amélie-les-Bains, de Barèges, de Bourbonne et de Vichy. La cure se fait avec une régularité et une ponctualité absolues. Les hommes boivent et se baignent, au commandement.

Les incidents et les effets immédiats du traitement sont soigneusement consignés sur un registre spécial et les effet consécutifs, les seuls probants, sont vérifiés l'année suivante, avant l'ouverture d'une nouvelle saison. C'est en consultant pendant vingt-huit ans, pour les besoins de mon enseignement, ces précieuses archives, que j'ai acquis la preuve que les Eaux de Vichy, par exemple, qui excellent pour le traitement des congestions chroniques du foie, ne conviennent pas également dans chacune des variétés de l'anémie.

Toutes les stations sont desservies par un groupe de médecins dits *médecins consultants*. Ceux-ci se recrutent parmi les praticiens que leur état de santé ou d'autres motifs obligent à quitter la clientèle de familles, ou bien parmi les jeunes docteurs au sortir de l'Ecole.

La médecine des Eaux n'a point la simplicité d'allures qu'on lui suppose généralement; il faut, au contraire, pour celui qui l'exerce, un grand fond d'expérience pour manier utilement l'eau minérale et les médicaments pharmaceutiques dont l'emploi simultané est souvent nécessaire pendant la durée de la cure. Trop jeune et non encore accrédité, celui qui débute dans la pratique des Eaux minérales éprouve le besoin d'arriver promptement à une certaine notoriété ; les moyens employés pour y réussir ne sont pas toujours les plus habiles.

On peut en trouver le tableau admirablement réussi dans le livre écrit par M. Georges Ohnet, intitulé le *Mont Oriol*.

Je ne connais rien de plus fâcheux que l'intervention des *soigneurs* et des *soigneuses* dans la direction du traitement que doivent suivre les malades. Cette intervention va fréquemment si loin que les prescriptions du médecin sont modifiées par la calamiteuse ingérence de ces subalternes tourmentés par la fantaisie de se faire prendre pour gens expérimentés dans l'art de guérir, expérience qu'ils acquièrent en tournant le robinet des buvettes et en brassant l'eau du bain. Si le malade guérit, ils ne manquent jamais de revendiquer leur part du succès ; ce qui sous-entend la requête d'un généreux pourboire.

Ceci me rappelle la naïve jactance d'un sacristain de Notre-Dame des Victoires qui, à la suite d'un prône, se plantant sur le seuil de la porte de sortie de l'église, s'écriait : Quel magnifique sermon n'est-ce pas, mesdames ! Et dire que c'est moi que je l'ai sonné !

Il devient souvent nécessaire que le médecin assiste à l'opération de la douche pour rectifier la direction et le choc du liquide, comme dans l'artillerie, l'officier rectifie le tir après les premiers coups de canon. Mais il

y a des femmes qui, soit par pudeur, soit par coquet-
terie ne voulant pas laisser voir des surfaces quelquefois
dépourvues de prestige, répugnent invinciblement à la
présence d'un homme, au moment de la douche.

Les imperfections, les irrégularités, les abus que je
viens de signaler et dont j'ai été témoin, ne sont que
des vices personnels du tempérament; et ces vices, je
me plais à le proclamer, ne constituent *heureusement*
que des exceptions dans le vaste ensemble des stations
thermales.

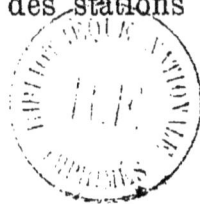